WEEK 1

WEEK BEGINNING: 3-19   **CURRENT WEIGHT:** 150

EXCITED?

You got this.

DATE **DAY #**

BREAKFAST

FAT	PRTN	CARB

CALS:

LUNCH

FAT	PRTN	CARB

CALS:

DINNER

FAT	PRTN	CARB

CALS:

SNACKS

FAT	PRTN	CARB

CALS:

NOTES: _____

_____

TOTALS		
FAT	PRTN	CARB

GOALS		
FAT	PRTN	CARB

I DRANK _____ **WATER**

MY **PEE** WAS _____

I HAD _____ **ENERGY**

MY **MENTAL CLARITY** WAS _____

I **SLEPT** _____ HOURS AND FELT _____

MY **EXERCISE** WAS _____

AND I DID IT FOR _____ MINUTES AND FELT _____

DATE   DAY #

START WEIGHT: NOW WEIGHT: GOAL WEIGHT:

CURRENT MOTIVATIONS: _____

_____

_____

_____

CURRENT SUCCESSES: _____

_____

_____

_____

LEARNING CURVES: _____

_____

_____

_____

NEXT WEEK'S PLAN: _____

_____

_____

_____

DATE   **DAY #**

BREAKFAST   FAT   PRTN   CARB

                                                     CALS:

LUNCH   FAT   PRTN   CARB

                                                     CALS:

DINNER   FAT   PRTN   CARB

                                                     CALS:

SNACKS   FAT   PRTN   CARB

                                                     CALS:

NOTES: _____   **TOTALS**
                                           FAT   PRTN   CARB
_____

                                           GOALS
                                           FAT   PRTN   CARB

I DRANK _____ **WATER**
MY **PEE** WAS _____
I HAD _____ **ENERGY**
MY **MENTAL CLARITY** WAS _____
I **SLEPT** _____ HOURS AND FELT _____
MY **EXERCISE** WAS _____
AND I DID IT FOR _____ MINUTES AND FELT _____

DATE _____ DAY # _____

START WEIGHT: _____ NOW WEIGHT: _____ GOAL WEIGHT: _____

CURRENT MOTIVATIONS: _____

_____

_____

_____

CURRENT SUCCESSES: _____

_____

_____

_____

LEARNING CURVES: _____

_____

_____

_____

NEXT WEEK'S PLAN: _____

_____

_____

_____

DATE   **DAY #**

BREAKFAST

FAT	PRTN	CARB

CALS:

LUNCH

FAT	PRTN	CARB

CALS:

DINNER

FAT	PRTN	CARB

CALS:

SNACKS

FAT	PRTN	CARB

CALS:

NOTES: _____

_____

TOTALS		
FAT	PRTN	CARB

I DRANK _____ WATER

MY **PEE** WAS _____

I HAD _____ ENERGY

GOALS		
FAT	PRTN	CARB

MY **MENTAL CLARITY** WAS _____

I **SLEPT** _____ HOURS AND FELT _____

MY **EXERCISE** WAS _____

AND I DID IT FOR _____ MINUTES AND FELT _____

DATE   DAY #

START WEIGHT: NOW WEIGHT: GOAL WEIGHT:

CURRENT MOTIVATIONS: _____

_____

_____

_____

CURRENT SUCCESSES: _____

_____

_____

_____

LEARNING CURVES: _____

_____

_____

_____

NEXT WEEK'S PLAN: _____

_____

_____

_____

DATE		DAY #	

BREAKFAST

FAT	PRTN	CARB

CALS:

LUNCH

FAT	PRTN	CARB

CALS:

DINNER

FAT	PRTN	CARB

CALS:

SNACKS

FAT	PRTN	CARB

CALS:

NOTES: _____

_____

TOTALS
FAT	PRTN	CARB

GOALS
FAT	PRTN	CARB

I DRANK _____ WATER

MY **PEE** WAS _____

I HAD _____ ENERGY

MY **MENTAL CLARITY** WAS _____

I SLEPT _____ HOURS AND FELT _____

MY **EXERCISE** WAS _____

AND I DID IT FOR _____ MINUTES AND FELT _____

DATE   DAY #

START WEIGHT: NOW WEIGHT: GOAL WEIGHT:

CURRENT MOTIVATIONS: _____

_____
_____
_____

CURRENT SUCCESSES: _____

_____
_____
_____

LEARNING CURVES: _____

_____
_____
_____

NEXT WEEK'S PLAN: _____

_____
_____
_____

DATE   **DAY #**

BREAKFAST   FAT   PRTN   CARB

                                                 CALS:

LUNCH   FAT   PRTN   CARB

                                                 CALS:

DINNER   FAT   PRTN   CARB

                                                 CALS:

SNACKS   FAT   PRTN   CARB

                                                 CALS:

NOTES: _____

_____

TOTALS		
FAT	PRTN	CARB

GOALS		
FAT	PRTN	CARB

I DRANK _____ WATER

MY **PEE** WAS _____

I HAD _____ ENERGY

MY **MENTAL CLARITY** WAS _____

I **SLEPT** _____ HOURS AND FELT _____

MY **EXERCISE** WAS _____

AND I DID IT FOR _____ MINUTES AND FELT _____

DATE   DAY #

START WEIGHT: NOW WEIGHT: GOAL WEIGHT:

CURRENT MOTIVATIONS: _____
_____
_____
_____

CURRENT SUCCESSES: _____
_____
_____
_____

LEARNING CURVES: _____
_____
_____
_____

NEXT WEEK'S PLAN: _____
_____
_____
_____

DATE   **DAY #**

BREAKFAST   FAT PRTN CARB

CALS:

LUNCH   FAT PRTN CARB

CALS:

DINNER   FAT PRTN CARB

CALS:

SNACKS   FAT PRTN CARB

CALS:

NOTES: _____

TOTALS		
FAT	PRTN	CARB

GOALS		
FAT	PRTN	CARB

I DRANK _____ WATER

MY **PEE** WAS _____

I HAD _____ ENERGY

MY **MENTAL CLARITY** WAS _____

I SLEPT _____ HOURS AND FELT _____

MY **EXERCISE** WAS _____

AND I DID IT FOR _____ MINUTES AND FELT _____

DATE   DAY #

START WEIGHT: NOW WEIGHT: GOAL WEIGHT:

CURRENT MOTIVATIONS: _____

_____

_____

_____

CURRENT SUCCESSES: _____

_____

_____

_____

LEARNING CURVES: _____

_____

_____

_____

NEXT WEEK'S PLAN: _____

_____

_____

_____

DATE	DAY #

BREAKFAST

FAT	PRTN	CARB

CALS:

LUNCH

FAT	PRTN	CARB

CALS:

DINNER

FAT	PRTN	CARB

CALS:

SNACKS

FAT	PRTN	CARB

CALS:

NOTES: _____

_____

TOTALS		
FAT	PRTN	CARB

GOALS		
FAT	PRTN	CARB

I DRANK _____ WATER

MY **PEE** WAS _____

I HAD _____ ENERGY

MY **MENTAL CLARITY** WAS _____

I **SLEPT** _____ HOURS AND FELT _____

MY **EXERCISE** WAS _____

AND I DID IT FOR _____ MINUTES AND FELT _____

DATE   DAY #

START WEIGHT: NOW WEIGHT: GOAL WEIGHT:

CURRENT MOTIVATIONS: _____

_____

_____

_____

CURRENT SUCCESSES: _____

_____

_____

_____

LEARNING CURVES: _____

_____

_____

_____

NEXT WEEK'S PLAN: _____

_____

_____

_____

WEEK 2

You're killing at this!

DATE

DAY #

BREAKFAST

FAT   PRTN   CARB

CALS:

LUNCH

FAT   PRTN   CARB

CALS:

DINNER

FAT   PRTN   CARB

CALS:

SNACKS

FAT   PRTN   CARB

CALS:

NOTES: _____

TOTALS

FAT   PRTN   CARB

GOALS

FAT   PRTN   CARB

I DRANK _____ WATER

MY **PEE** WAS _____

I HAD _____ ENERGY

MY **MENTAL CLARITY** WAS _____

I SLEPT _____ HOURS AND FELT _____

MY **EXERCISE** WAS _____

AND I DID IT FOR _____ MINUTES AND FELT _____

DATE   **DAY #**

START WEIGHT: **NOW WEIGHT:**   **GOAL WEIGHT:**

CURRENT MOTIVATIONS: _____

_____

_____

_____

CURRENT SUCCESSES: _____

_____

_____

_____

LEARNING CURVES: _____

_____

_____

_____

NEXT WEEK'S PLAN: _____

_____

_____

_____

DATE   **DAY #**

BREAKFAST   FAT   PRTN   CARB

CALS:

LUNCH   FAT   PRTN   CARB

CALS:

DINNER   FAT   PRTN   CARB

CALS:

SNACKS   FAT   PRTN   CARB

CALS:

NOTES: _____

_____

TOTALS

FAT   PRTN   CARB

GOALS

FAT   PRTN   CARB

I DRANK _____ WATER

MY **PEE** WAS _____

I HAD _____ ENERGY

MY **MENTAL CLARITY** WAS _____

I **SLEPT** _____ HOURS AND FELT _____

MY **EXERCISE** WAS _____

AND I DID IT FOR _____ MINUTES AND FELT _____

DATE   DAY #

START WEIGHT: NOW WEIGHT: GOAL WEIGHT:

CURRENT MOTIVATIONS: _____

_____

_____

_____

CURRENT SUCCESSES: _____

_____

_____

_____

LEARNING CURVES: _____

_____

_____

_____

NEXT WEEK'S PLAN: _____

_____

_____

_____

DATE   **DAY #**

BREAKFAST

FAT PRTN CARB

CALS:

LUNCH

FAT PRTN CARB

CALS:

DINNER

FAT PRTN CARB

CALS:

SNACKS

FAT PRTN CARB

CALS:

NOTES: _____

TOTALS

FAT PRTN CARB

GOALS

FAT PRTN CARB

I DRANK _____ WATER

MY **PEE** WAS _____

I HAD _____ ENERGY

MY **MENTAL CLARITY** WAS _____

I **SLEPT** _____ HOURS AND FELT _____

MY **EXERCISE** WAS _____

AND I DID IT FOR _____ MINUTES AND FELT _____

DATE   DAY #

START WEIGHT: NOW WEIGHT: GOAL WEIGHT:

CURRENT MOTIVATIONS: _____

_____

_____

_____

CURRENT SUCCESSES: _____

_____

_____

_____

LEARNING CURVES: _____

_____

_____

_____

NEXT WEEK'S PLAN: _____

_____

_____

_____

DATE   **DAY #**

BREAKFAST   FAT   PRTN CARB

                                           CALS:

LUNCH   FAT   PRTN CARB

                                           CALS:

DINNER   FAT   PRTN CARB

                                           CALS:

SNACKS   FAT   PRTN CARB

                                           CALS:

NOTES: _____ | **TOTALS** |
_____   FAT   PRTN CARB

                                     | **GOALS** |
I DRANK _____ WATER   FAT   PRTN CARB
MY **PEE** WAS _____
I HAD _____ ENERGY
MY **MENTAL CLARITY** WAS _____
I SLEPT _____ HOURS AND FELT _____
MY **EXERCISE** WAS _____
AND I DID IT FOR _____ MINUTES AND FELT _____

DATE   DAY #

START WEIGHT: NOW WEIGHT: GOAL WEIGHT:

CURRENT MOTIVATIONS: _____

_____

_____

_____

CURRENT SUCCESSES: _____

_____

_____

_____

LEARNING CURVES: _____

_____

_____

_____

NEXT WEEK'S PLAN: _____

_____

_____

_____

DATE | **DAY #**

BREAKFAST | FAT PRTN CARB

CALS:

LUNCH | FAT PRTN CARB

CALS:

DINNER | FAT PRTN CARB

CALS:

SNACKS | FAT PRTN CARB

CALS:

NOTES: _____

_____

TOTALS		
FAT	PRTN	CARB

GOALS		
FAT	PRTN	CARB

I DRANK _____ WATER

MY **PEE** WAS _____

I HAD _____ ENERGY

MY **MENTAL CLARITY** WAS _____

I **SLEPT** _____ HOURS AND FELT _____

MY **EXERCISE** WAS _____

AND I DID IT FOR _____ MINUTES AND FELT _____

DATE   DAY #

START WEIGHT: NOW WEIGHT: GOAL WEIGHT:

CURRENT MOTIVATIONS: _____

_____

_____

_____

CURRENT SUCCESSES: _____

_____

_____

_____

LEARNING CURVES: _____

_____

_____

_____

NEXT WEEK'S PLAN: _____

_____

_____

_____

DATE　　　　　　　　　　　**DAY #**

BREAKFAST　　　　　　　　FAT　PRTN　CARB

　　　　　　　　　　　　　　　CALS:

LUNCH　　　　　　　　　　FAT　PRTN　CARB

　　　　　　　　　　　　　　　CALS:

DINNER　　　　　　　　　　FAT　PRTN　CARB

　　　　　　　　　　　　　　　CALS:

SNACKS　　　　　　　　　　FAT　PRTN　CARB

　　　　　　　　　　　　　　　CALS:

NOTES: _____

| TOTALS | | |
FAT	PRTN	CARB

| GOALS | | |
FAT	PRTN	CARB

I DRANK _____ WATER

MY **PEE** WAS _____

I HAD _____ ENERGY

MY **MENTAL CLARITY** WAS _____

I **SLEPT** _____ HOURS AND FELT _____

MY **EXERCISE** WAS _____

AND I DID IT FOR _____ MINUTES AND FELT _____

DATE _____ DAY # _____

START WEIGHT: _____ NOW WEIGHT: _____ GOAL WEIGHT: _____

CURRENT MOTIVATIONS: _____
_____
_____
_____

CURRENT SUCCESSES: _____
_____
_____
_____

LEARNING CURVES: _____
_____
_____
_____

NEXT WEEK'S PLAN: _____
_____
_____
_____

DATE   **DAY #**

BREAKFAST   FAT   PRTN   CARB

CALS:

LUNCH   FAT   PRTN   CARB

CALS:

DINNER   FAT   PRTN   CARB

CALS:

SNACKS   FAT   PRTN   CARB

CALS:

NOTES: _____

TOTALS		
FAT	PRTN	CARB

GOALS		
FAT	PRTN	CARB

I DRANK _____ WATER

MY **PEE** WAS _____

I HAD _____ ENERGY

MY **MENTAL CLARITY** WAS _____

I SLEPT _____ HOURS AND FELT _____

MY **EXERCISE** WAS _____

AND I DID IT FOR _____ MINUTES AND FELT _____

DATE _____ DAY # _____

START WEIGHT: _____ NOW WEIGHT: _____ GOAL WEIGHT: _____

CURRENT MOTIVATIONS: _____

_____

_____

_____

CURRENT SUCCESSES: _____

_____

_____

_____

LEARNING CURVES: _____

_____

_____

_____

NEXT WEEK'S PLAN: _____

_____

_____

_____

WEEK 3

Your body loves you.

DATE   **DAY #**

BREAKFAST   FAT   PRTN   CARB

CALS:

LUNCH   FAT   PRTN   CARB

CALS:

DINNER   FAT   PRTN   CARB

CALS:

SNACKS   FAT   PRTN   CARB

CALS:

NOTES: _____

_____

TOTALS

FAT   PRTN   CARB

GOALS

FAT   PRTN   CARB

I DRANK _____ WATER

MY **PEE** WAS _____

I HAD _____ ENERGY

MY **MENTAL CLARITY** WAS _____

I **SLEPT** _____ HOURS AND FELT _____

MY **EXERCISE** WAS _____

AND I DID IT FOR _____ MINUTES AND FELT _____

DATE   DAY #

START WEIGHT: NOW WEIGHT: GOAL WEIGHT:

CURRENT MOTIVATIONS: _____

_____

_____

_____

CURRENT SUCCESSES: _____

_____

_____

_____

LEARNING CURVES: _____

_____

_____

_____

NEXT WEEK'S PLAN: _____

_____

_____

_____

DATE

DAY #

BREAKFAST

FAT   PRTN   CARB

CALS:

LUNCH

FAT   PRTN   CARB

CALS:

DINNER

FAT   PRTN   CARB

CALS:

SNACKS

FAT   PRTN   CARB

CALS:

NOTES: _____

_____

TOTALS

FAT   PRTN   CARB

GOALS

FAT   PRTN   CARB

I DRANK _____ WATER

MY **PEE** WAS _____

I HAD _____ ENERGY

MY **MENTAL CLARITY** WAS _____

I **SLEPT** _____ HOURS AND FELT _____

MY **EXERCISE** WAS _____

AND I DID IT FOR _____ MINUTES AND FELT _____

DATE   DAY #

START WEIGHT: NOW WEIGHT: GOAL WEIGHT:

CURRENT MOTIVATIONS: _____

_____

_____

_____

CURRENT SUCCESSES: _____

_____

_____

_____

LEARNING CURVES: _____

_____

_____

_____

NEXT WEEK'S PLAN: _____

_____

_____

_____

DATE _____ **DAY #** _____

BREAKFAST

FAT	PRTN	CARB

CALS:

LUNCH

FAT	PRTN	CARB

CALS:

DINNER

FAT	PRTN	CARB

CALS:

SNACKS

FAT	PRTN	CARB

CALS:

NOTES: _____
_____

TOTALS		
FAT	PRTN	CARB

GOALS		
FAT	PRTN	CARB

I DRANK _____ **WATER**
MY **PEE** WAS _____
I HAD _____ **ENERGY**
MY **MENTAL CLARITY** WAS _____
I **SLEPT** _____ HOURS AND FELT _____
MY **EXERCISE** WAS _____
AND I DID IT FOR _____ MINUTES AND FELT _____

DATE   DAY #

START WEIGHT: NOW WEIGHT: GOAL WEIGHT:

CURRENT MOTIVATIONS: _____
_____
_____
_____

CURRENT SUCCESSES: _____
_____
_____
_____

LEARNING CURVES: _____
_____
_____
_____

NEXT WEEK'S PLAN: _____
_____
_____
_____

DATE   **DAY #**

BREAKFAST   FAT PRTN CARB

                                 CALS:

LUNCH   FAT PRTN CARB

                                 CALS:

DINNER   FAT PRTN CARB

                                 CALS:

SNACKS   FAT PRTN CARB

                                 CALS:

NOTES: _____   **TOTALS**
                                 FAT PRTN CARB

_____

                                 GOALS
I DRANK _____ **WATER**   FAT PRTN CARB
MY **PEE** WAS _____
I HAD _____ **ENERGY**
MY **MENTAL CLARITY** WAS _____
I SLEPT _____ HOURS AND FELT _____
MY **EXERCISE** WAS _____
AND I DID IT FOR _____ MINUTES AND FELT _____

DATE   DAY #

START WEIGHT: NOW WEIGHT: GOAL WEIGHT:

CURRENT MOTIVATIONS: _____

_____

_____

_____

CURRENT SUCCESSES: _____

_____

_____

_____

LEARNING CURVES: _____

_____

_____

_____

NEXT WEEK'S PLAN: _____

_____

_____

_____

DATE   **DAY #**

BREAKFAST   FAT   PRTN   CARB

                                                 CALS:

LUNCH   FAT   PRTN   CARB

                                                 CALS:

DINNER   FAT   PRTN   CARB

                                                 CALS:

SNACKS   FAT   PRTN   CARB

                                                 CALS:

NOTES: _____

_____

TOTALS		
FAT	PRTN	CARB

GOALS		
FAT	PRTN	CARB

I DRANK _____ WATER

MY **PEE** WAS _____

I HAD _____ ENERGY

MY **MENTAL CLARITY** WAS _____

I **SLEPT** _____ HOURS AND FELT _____

MY **EXERCISE** WAS _____

AND I DID IT FOR _____ MINUTES AND FELT _____

DATE _____ DAY # _____

START WEIGHT: _____ NOW WEIGHT: _____ GOAL WEIGHT: _____

CURRENT MOTIVATIONS: _____
_____
_____
_____

CURRENT SUCCESSES: _____
_____
_____
_____

LEARNING CURVES: _____
_____
_____
_____

NEXT WEEK'S PLAN: _____
_____
_____
_____

DATE

DAY #

BREAKFAST

FAT	PRTN	CARB

CALS:

LUNCH

FAT	PRTN	CARB

CALS:

DINNER

FAT	PRTN	CARB

CALS:

SNACKS

FAT	PRTN	CARB

CALS:

NOTES: _____

_____

TOTALS		
FAT	PRTN	CARB

GOALS		
FAT	PRTN	CARB

I DRANK _____ WATER

MY **PEE** WAS _____

I HAD _____ ENERGY

MY **MENTAL CLARITY** WAS _____

I **SLEPT** _____ HOURS AND FELT _____

MY **EXERCISE** WAS _____

AND I DID IT FOR _____ MINUTES AND FELT _____

DATE _____ DAY # _____

START WEIGHT: _____ NOW WEIGHT: _____ GOAL WEIGHT: _____

CURRENT MOTIVATIONS: _____

_____

_____

_____

CURRENT SUCCESSES: _____

_____

_____

_____

LEARNING CURVES: _____

_____

_____

_____

NEXT WEEK'S PLAN: _____

_____

_____

_____

DATE _____ **DAY #** _____

BREAKFAST

FAT PRTN CARB

CALS:

LUNCH

FAT PRTN CARB

CALS:

DINNER

FAT PRTN CARB

CALS:

SNACKS

FAT PRTN CARB

CALS:

NOTES: _____
_____

TOTALS		
FAT	PRTN	CARB

GOALS		
FAT	PRTN	CARB

I DRANK _____ WATER
MY **PEE** WAS _____
I HAD _____ ENERGY
MY **MENTAL CLARITY** WAS _____
I **SLEPT** _____ HOURS AND FELT _____
MY **EXERCISE** WAS _____
AND I DID IT FOR _____ MINUTES AND FELT _____

DATE _____ DAY # _____

START WEIGHT: _____ NOW WEIGHT: _____ GOAL WEIGHT: _____

CURRENT MOTIVATIONS: _____
_____
_____
_____

CURRENT SUCCESSES: _____
_____
_____
_____

LEARNING CURVES: _____
_____
_____
_____

NEXT WEEK'S PLAN: _____
_____
_____
_____

WEEK 4

The change in you is
inspiring.

DATE   **DAY #**

BREAKFAST   FAT   PRTN   CARB

                                      CALS:

LUNCH   FAT   PRTN   CARB

                                      CALS:

DINNER   FAT   PRTN   CARB

                                      CALS:

SNACKS   FAT   PRTN   CARB

                                      CALS:

NOTES: _____   **TOTALS**
                                      FAT   PRTN   CARB
_____

                                      GOALS
I DRANK _____ WATER   FAT   PRTN   CARB
MY **PEE** WAS _____
I HAD _____ ENERGY
MY **MENTAL CLARITY** WAS _____
I **SLEPT** _____ HOURS AND FELT _____
MY **EXERCISE** WAS _____
AND I DID IT FOR _____ MINUTES AND FELT _____

DATE   DAY #

START WEIGHT: NOW WEIGHT: GOAL WEIGHT:

CURRENT MOTIVATIONS: _____

_____

_____

_____

CURRENT SUCCESSES: _____

_____

_____

_____

LEARNING CURVES: _____

_____

_____

_____

NEXT WEEK'S PLAN: _____

_____

_____

_____

DATE   **DAY #**

BREAKFAST

FAT	PRTN	CARB

CALS:

LUNCH

FAT	PRTN	CARB

CALS:

DINNER

FAT	PRTN	CARB

CALS:

SNACKS

FAT	PRTN	CARB

CALS:

NOTES: _____

_____

TOTALS

FAT	PRTN	CARB

GOALS

FAT	PRTN	CARB

I DRANK _____ WATER

MY **PEE** WAS _____

I HAD _____ ENERGY

MY **MENTAL CLARITY** WAS _____

I **SLEPT** _____ HOURS AND FELT _____

MY **EXERCISE** WAS _____

AND I DID IT FOR _____ MINUTES AND FELT _____

DATE _____ DAY # _____

START WEIGHT: _____ NOW WEIGHT: _____ GOAL WEIGHT: _____

CURRENT MOTIVATIONS: _____

_____

_____

_____

CURRENT SUCCESSES: _____

_____

_____

_____

LEARNING CURVES: _____

_____

_____

_____

NEXT WEEK'S PLAN: _____

_____

_____

_____

DATE		DAY #	

BREAKFAST

FAT	PRTN	CARB

CALS:

LUNCH

FAT	PRTN	CARB

CALS:

DINNER

FAT	PRTN	CARB

CALS:

SNACKS

FAT	PRTN	CARB

CALS:

NOTES: _____

_____

TOTALS		
FAT	PRTN	CARB

GOALS		
FAT	PRTN	CARB

I DRANK _____ WATER

MY **PEE** WAS _____

I HAD _____ ENERGY

MY **MENTAL CLARITY** WAS _____

I **SLEPT** _____ HOURS AND FELT _____

MY **EXERCISE** WAS _____

AND I DID IT FOR _____ MINUTES AND FELT _____

DATE   DAY #

START WEIGHT: NOW WEIGHT: GOAL WEIGHT:

CURRENT MOTIVATIONS: _____

_____

_____

_____

CURRENT SUCCESSES: _____

_____

_____

_____

LEARNING CURVES: _____

_____

_____

_____

NEXT WEEK'S PLAN: _____

_____

_____

_____

DATE   **DAY #**

BREAKFAST

FAT   PRTN   CARB

CALS:

LUNCH

FAT   PRTN   CARB

CALS:

DINNER

FAT   PRTN   CARB

CALS:

SNACKS

FAT   PRTN   CARB

CALS:

NOTES: _____

TOTALS

FAT   PRTN   CARB

GOALS

FAT   PRTN   CARB

I DRANK _____ **WATER**

MY **PEE** WAS _____

I HAD _____ **ENERGY**

MY **MENTAL CLARITY** WAS _____

I **SLEPT** _____ HOURS AND FELT _____

MY **EXERCISE** WAS _____

AND I DID IT FOR _____ MINUTES AND FELT _____

DATE   **DAY #**

START WEIGHT: **NOW WEIGHT:**   **GOAL WEIGHT:**

CURRENT MOTIVATIONS: _____

_____

_____

_____

CURRENT SUCCESSES: _____

_____

_____

_____

LEARNING CURVES: _____

_____

_____

_____

NEXT WEEK'S PLAN: _____

_____

_____

_____

DATE   **DAY #**

BREAKFAST
FAT	PRTN	CARB

CALS:

LUNCH
FAT	PRTN	CARB

CALS:

DINNER
FAT	PRTN	CARB

CALS:

SNACKS
FAT	PRTN	CARB

CALS:

NOTES: _____

TOTALS
FAT	PRTN	CARB

GOALS
FAT	PRTN	CARB

I DRANK _____ WATER
MY **PEE** WAS _____
I HAD _____ ENERGY
MY **MENTAL CLARITY** WAS _____
I SLEPT _____ HOURS AND FELT _____
MY **EXERCISE** WAS _____
AND I DID IT FOR _____ MINUTES AND FELT _____

DATE _____ DAY # _____

START WEIGHT: _____ NOW WEIGHT: _____ GOAL WEIGHT: _____

CURRENT MOTIVATIONS: _____
_____
_____
_____

CURRENT SUCCESSES: _____
_____
_____
_____

LEARNING CURVES: _____
_____
_____
_____

NEXT WEEK'S PLAN: _____
_____
_____
_____

DATE   **DAY #**

BREAKFAST   FAT   PRTN   CARB

                                           CALS:

LUNCH   FAT   PRTN   CARB

                                           CALS:

DINNER   FAT   PRTN   CARB

                                           CALS:

SNACKS   FAT   PRTN   CARB

                                           CALS:

NOTES: _____ | **TOTALS** |
_____   FAT   PRTN   CARB

                                     | **GOALS** |
I DRANK _____ **WATER**   FAT   PRTN   CARB
MY **PEE** WAS _____
I HAD _____ **ENERGY**
MY **MENTAL CLARITY** WAS _____
I **SLEPT** _____ HOURS AND FELT _____
MY **EXERCISE** WAS _____
AND I DID IT FOR _____ MINUTES AND FELT _____

DATE _____ DAY # _____

START WEIGHT: _____ NOW WEIGHT: _____ GOAL WEIGHT: _____

CURRENT MOTIVATIONS: _____
_____
_____
_____

CURRENT SUCCESSES: _____
_____
_____
_____

LEARNING CURVES: _____
_____
_____
_____

NEXT WEEK'S PLAN: _____
_____
_____
_____

DATE   **DAY #**

BREAKFAST   FAT   PRTN   CARB

CALS:

LUNCH   FAT   PRTN   CARB

CALS:

DINNER   FAT   PRTN   CARB

CALS:

SNACKS   FAT   PRTN   CARB

CALS:

NOTES: _____

TOTALS		
FAT	PRTN	CARB

GOALS		
FAT	PRTN	CARB

I DRANK _____ WATER

MY **PEE** WAS _____

I HAD _____ ENERGY

MY **MENTAL CLARITY** WAS _____

I SLEPT _____ HOURS AND FELT _____

MY **EXERCISE** WAS _____

AND I DID IT FOR _____ MINUTES AND FELT _____

DATE

DAY #

START WEIGHT: NOW WEIGHT: GOAL WEIGHT:

CURRENT MOTIVATIONS: _____

_____
_____
_____

CURRENT SUCCESSES: _____

_____
_____
_____

LEARNING CURVES: _____

_____
_____
_____

NEXT WEEK'S PLAN: _____

_____
_____
_____

WEEK 5

Keep calm and keto on!

DATE   **DAY #**

BREAKFAST   FAT   PRTN   CARB

                                           CALS:

LUNCH   FAT   PRTN   CARB

                                           CALS:

DINNER   FAT   PRTN   CARB

                                           CALS:

SNACKS   FAT   PRTN   CARB

                                           CALS:

NOTES: _____   **TOTALS**
_____   FAT   PRTN   CARB

I DRANK _____ WATER   **GOALS**
MY **PEE** WAS _____   FAT   PRTN   CARB
I HAD _____ ENERGY
MY **MENTAL CLARITY** WAS _____
I **SLEPT** _____ HOURS AND FELT _____
MY **EXERCISE** WAS _____
AND I DID IT FOR _____ MINUTES AND FELT _____

DATE   DAY #

START WEIGHT: NOW WEIGHT: GOAL WEIGHT:

CURRENT MOTIVATIONS: _____

_____

_____

_____

CURRENT SUCCESSES: _____

_____

_____

_____

LEARNING CURVES: _____

_____

_____

_____

NEXT WEEK'S PLAN: _____

_____

_____

_____

DATE   **DAY #**

BREAKFAST   FAT   PRTN   CARB

                                            CALS:

LUNCH   FAT   PRTN   CARB

                                            CALS:

DINNER   FAT   PRTN   CARB

                                            CALS:

SNACKS   FAT   PRTN   CARB

                                            CALS:

NOTES: _____   **TOTALS**
_____   FAT   PRTN   CARB

I DRANK _____ **WATER**   **GOALS**
MY **PEE** WAS _____   FAT   PRTN   CARB
I HAD _____ **ENERGY**
MY **MENTAL CLARITY** WAS _____
I **SLEPT** _____ HOURS AND FELT _____
MY **EXERCISE** WAS _____
AND I DID IT FOR _____ MINUTES AND FELT _____

DATE   DAY #

START WEIGHT: NOW WEIGHT: GOAL WEIGHT:

CURRENT MOTIVATIONS: _____

_____

_____

_____

CURRENT SUCCESSES: _____

_____

_____

_____

LEARNING CURVES: _____

_____

_____

_____

NEXT WEEK'S PLAN: _____

_____

_____

_____

DATE   **DAY #**

BREAKFAST

FAT	PRTN	CARB

CALS:

LUNCH

FAT	PRTN	CARB

CALS:

DINNER

FAT	PRTN	CARB

CALS:

SNACKS

FAT	PRTN	CARB

CALS:

NOTES: _____

_____

TOTALS		
FAT	PRTN	CARB

GOALS		
FAT	PRTN	CARB

I DRANK _____ WATER

MY **PEE** WAS _____

I HAD _____ ENERGY

MY **MENTAL CLARITY** WAS _____

I **SLEPT** _____ HOURS AND FELT _____

MY **EXERCISE** WAS _____

AND I DID IT FOR _____ MINUTES AND FELT _____

DATE _____ **DAY #** _____

START WEIGHT: _____ **NOW WEIGHT:** _____ **GOAL WEIGHT:** _____

CURRENT MOTIVATIONS: _____
_____
_____
_____

CURRENT SUCCESSES: _____
_____
_____
_____

LEARNING CURVES: _____
_____
_____
_____

NEXT WEEK'S PLAN: _____
_____
_____
_____

DATE		DAY #	

BREAKFAST

FAT	PRTN	CARB

CALS:

LUNCH

FAT	PRTN	CARB

CALS:

DINNER

FAT	PRTN	CARB

CALS:

SNACKS

FAT	PRTN	CARB

CALS:

NOTES: _____

TOTALS		
FAT	PRTN	CARB

GOALS		
FAT	PRTN	CARB

I DRANK _____ WATER

MY **PEE** WAS _____

I HAD _____ ENERGY

MY **MENTAL CLARITY** WAS _____

I **SLEPT** _____ HOURS AND FELT _____

MY **EXERCISE** WAS _____

AND I DID IT FOR _____ MINUTES AND FELT _____

DATE   **DAY #**

START WEIGHT: **NOW WEIGHT:**   **GOAL WEIGHT:**

CURRENT MOTIVATIONS: _____
_____
_____
_____

CURRENT SUCCESSES: _____
_____
_____
_____

LEARNING CURVES: _____
_____
_____
_____
_____

NEXT WEEK'S PLAN: _____
_____
_____
_____

DATE   **DAY #**

BREAKFAST   FAT   PRTN   CARB

CALS:

LUNCH   FAT   PRTN   CARB

CALS:

DINNER   FAT   PRTN   CARB

CALS:

SNACKS   FAT   PRTN   CARB

CALS:

NOTES: _____

_____

TOTALS

FAT   PRTN   CARB

I DRANK _____ **WATER**

MY **PEE** WAS _____

I HAD _____ **ENERGY**

GOALS

FAT   PRTN   CARB

MY **MENTAL CLARITY** WAS _____

I **SLEPT** _____ HOURS AND FELT _____

MY **EXERCISE** WAS _____

AND I DID IT FOR _____ MINUTES AND FELT _____

DATE   DAY #
START WEIGHT: NOW WEIGHT: GOAL WEIGHT:

CURRENT MOTIVATIONS: _____
_____
_____
_____

CURRENT SUCCESSES: _____
_____
_____
_____

LEARNING CURVES: _____
_____
_____
_____

NEXT WEEK'S PLAN: _____
_____
_____
_____

DATE   **DAY #**

BREAKFAST

FAT	PRTN	CARB

CALS:

LUNCH

FAT	PRTN	CARB

CALS:

DINNER

FAT	PRTN	CARB

CALS:

SNACKS

FAT	PRTN	CARB

CALS:

NOTES: _____

_____

TOTALS

FAT	PRTN	CARB

GOALS

FAT	PRTN	CARB

I DRANK _____ WATER

MY **PEE** WAS _____

I HAD _____ ENERGY

MY **MENTAL CLARITY** WAS _____

I **SLEPT** _____ HOURS AND FELT _____

MY **EXERCISE** WAS _____

AND I DID IT FOR _____ MINUTES AND FELT _____

DATE   **DAY #**

START WEIGHT: **NOW WEIGHT:**   **GOAL WEIGHT:**

CURRENT MOTIVATIONS: _____
_____
_____
_____

CURRENT SUCCESSES: _____
_____
_____
_____

LEARNING CURVES: _____
_____
_____
_____

NEXT WEEK'S PLAN: _____
_____
_____
_____

DATE

DAY #

BREAKFAST

FAT   PRTN   CARB

CALS:

LUNCH

FAT   PRTN   CARB

CALS:

DINNER

FAT   PRTN   CARB

CALS:

SNACKS

FAT   PRTN   CARB

CALS:

NOTES: _____

TOTALS

FAT   PRTN   CARB

GOALS

FAT   PRTN   CARB

I DRANK _____ **WATER**

MY **PEE** WAS _____

I HAD _____ **ENERGY**

MY **MENTAL CLARITY** WAS _____

I SLEPT _____ HOURS AND FELT _____

MY **EXERCISE** WAS _____

AND I DID IT FOR _____ MINUTES AND FELT _____

DATE   DAY #

START WEIGHT: NOW WEIGHT: GOAL WEIGHT:

CURRENT MOTIVATIONS: _____

_____

_____

_____

CURRENT SUCCESSES: _____

_____

_____

_____

LEARNING CURVES: _____

_____

_____

_____

NEXT WEEK'S PLAN: _____

_____

_____

_____

WEEK 6

WEEK BEGINNING: **CURRENT WEIGHT:**

WHAT DIFFERENCES DO YOU SEE?

Already half way!

DATE   **DAY #**

BREAKFAST   FAT   PRTN   CARB

CALS:

LUNCH   FAT   PRTN   CARB

CALS:

DINNER   FAT   PRTN   CARB

CALS:

SNACKS   FAT   PRTN   CARB

CALS:

NOTES: _____

TOTALS		
FAT	PRTN	CARB

I DRANK _____ WATER

MY **PEE** WAS _____

GOALS		
FAT	PRTN	CARB

I HAD _____ ENERGY

MY **MENTAL CLARITY** WAS _____

I **SLEPT** _____ HOURS AND FELT _____

MY **EXERCISE** WAS _____

AND I DID IT FOR _____ MINUTES AND FELT _____

DATE _____ DAY # _____

START WEIGHT: _____ NOW WEIGHT: _____ GOAL WEIGHT: _____

CURRENT MOTIVATIONS: _____

_____

_____

_____

CURRENT SUCCESSES: _____

_____

_____

_____

LEARNING CURVES: _____

_____

_____

_____

NEXT WEEK'S PLAN: _____

_____

_____

_____

DATE_____ **DAY #**_____

BREAKFAST_____ FAT PRTN CARB

CALS:

LUNCH_____ FAT PRTN CARB

CALS:

DINNER_____ FAT PRTN CARB

CALS:

SNACKS_____ FAT PRTN CARB

CALS:

NOTES: _____
_____

TOTALS		
FAT	PRTN	CARB

I DRANK _____ WATER

MY **PEE** WAS _____

I HAD _____ ENERGY

GOALS		
FAT	PRTN	CARB

MY **MENTAL CLARITY** WAS _____

I **SLEPT** _____ HOURS AND FELT _____

MY **EXERCISE** WAS _____

AND I DID IT FOR _____ MINUTES AND FELT _____

DATE   **DAY #**

START WEIGHT: **NOW WEIGHT:**   **GOAL WEIGHT:**

CURRENT MOTIVATIONS: _____

_____

_____

_____

CURRENT SUCCESSES: _____

_____

_____

_____

LEARNING CURVES: _____

_____

_____

_____

NEXT WEEK'S PLAN: _____

_____

_____

_____

DATE   **DAY #**

BREAKFAST   FAT   PRTN   CARB

CALS:

LUNCH   FAT   PRTN   CARB

CALS:

DINNER   FAT   PRTN   CARB

CALS:

SNACKS   FAT   PRTN   CARB

CALS:

NOTES: _____

_____

TOTALS

FAT   PRTN   CARB

GOALS

FAT   PRTN   CARB

I DRANK _____ **WATER**

MY **PEE** WAS _____

I HAD _____ **ENERGY**

MY **MENTAL CLARITY** WAS _____

I SLEPT _____ HOURS AND FELT _____

MY **EXERCISE** WAS _____

AND I DID IT FOR _____ MINUTES AND FELT _____

DATE   DAY #

START WEIGHT: NOW WEIGHT: GOAL WEIGHT:

CURRENT MOTIVATIONS: _____

_____

_____

_____

CURRENT SUCCESSES: _____

_____

_____

_____

LEARNING CURVES: _____

_____

_____

_____

NEXT WEEK'S PLAN: _____

_____

_____

_____

DATE   **DAY #**

BREAKFAST   FAT   PRTN   CARB

                              CALS:

LUNCH   FAT   PRTN   CARB

                              CALS:

DINNER   FAT   PRTN   CARB

                              CALS:

SNACKS   FAT   PRTN   CARB

                              CALS:

NOTES: _____   **TOTALS**
_____   FAT   PRTN   CARB

                              GOALS
                               FAT   PRTN   CARB

I DRANK _____ WATER
MY **PEE** WAS _____
I HAD _____ ENERGY
MY **MENTAL CLARITY** WAS _____
I **SLEPT** _____ HOURS AND FELT _____
MY **EXERCISE** WAS _____
AND I DID IT FOR _____ MINUTES AND FELT _____

DATE   **DAY #**

START WEIGHT: **NOW WEIGHT:**   **GOAL WEIGHT:**

CURRENT MOTIVATIONS: _____

_____

_____

_____

CURRENT SUCCESSES: _____

_____

_____

_____

LEARNING CURVES: _____

_____

_____

_____

NEXT WEEK'S PLAN: _____

_____

_____

_____

DATE _____ **DAY #** _____

BREAKFAST

FAT	PRTN	CARB

CALS:

LUNCH

FAT	PRTN	CARB

CALS:

DINNER

FAT	PRTN	CARB

CALS:

SNACKS

FAT	PRTN	CARB

CALS:

NOTES: _____

_____

TOTALS		
FAT	PRTN	CARB

I DRANK _____ WATER

MY **PEE** WAS _____

I HAD _____ ENERGY

GOALS		
FAT	PRTN	CARB

MY **MENTAL CLARITY** WAS _____

I **SLEPT** _____ HOURS AND FELT _____

MY **EXERCISE** WAS _____

AND I DID IT FOR _____ MINUTES AND FELT _____

DATE   DAY #

START WEIGHT: NOW WEIGHT: GOAL WEIGHT:

CURRENT MOTIVATIONS: _____

_____

_____

_____

CURRENT SUCCESSES: _____

_____

_____

_____

LEARNING CURVES: _____

_____

_____

_____

NEXT WEEK'S PLAN: _____

_____

_____

_____

DATE   **DAY #**

BREAKFAST   FAT   PRTN CARB

                                       CALS:

LUNCH   FAT   PRTN CARB

                                       CALS:

DINNER   FAT   PRTN CARB

                                       CALS:

SNACKS   FAT   PRTN CARB

                                       CALS:

NOTES: _____ | **TOTALS** |
                                       FAT   PRTN CARB
_____

I DRANK _____ **WATER** | **GOALS** |
MY **PEE** WAS _____   FAT   PRTN CARB
I HAD _____ **ENERGY**
MY **MENTAL CLARITY** WAS _____
I SLEPT _____ HOURS AND FELT _____
MY **EXERCISE** WAS _____
AND I DID IT FOR _____ MINUTES AND FELT _____

DATE   DAY #

START WEIGHT: NOW WEIGHT: GOAL WEIGHT:

CURRENT MOTIVATIONS: _____

_____

_____

_____

CURRENT SUCCESSES: _____

_____

_____

_____

LEARNING CURVES: _____

_____

_____

_____

NEXT WEEK'S PLAN: _____

_____

_____

_____

DATE   **DAY #**

BREAKFAST

FAT PRTN CARB

CALS:

LUNCH

FAT PRTN CARB

CALS:

DINNER

FAT PRTN CARB

CALS:

SNACKS

FAT PRTN CARB

CALS:

NOTES: _____

TOTALS

FAT PRTN CARB

GOALS

FAT PRTN CARB

I DRANK _____ WATER

MY **PEE** WAS _____

I HAD _____ ENERGY

MY **MENTAL CLARITY** WAS _____

I SLEPT _____ HOURS AND FELT _____

MY **EXERCISE** WAS _____

AND I DID IT FOR _____ MINUTES AND FELT _____

DATE _____ DAY # _____

START WEIGHT: _____ NOW WEIGHT: _____ GOAL WEIGHT: _____

CURRENT MOTIVATIONS: _____
_____
_____
_____

CURRENT SUCCESSES: _____
_____
_____
_____

LEARNING CURVES: _____
_____
_____
_____

NEXT WEEK'S PLAN: _____
_____
_____
_____

WEEK 7

Healthy tastes delicious.

DATE   **DAY #**

BREAKFAST   FAT   PRTN   CARB

CALS:

LUNCH   FAT   PRTN   CARB

CALS:

DINNER   FAT   PRTN   CARB

CALS:

SNACKS   FAT   PRTN   CARB

CALS:

NOTES: _____

_____

TOTALS

FAT   PRTN   CARB

GOALS

FAT   PRTN   CARB

I DRANK _____ WATER

MY **PEE** WAS _____

I HAD _____ ENERGY

MY **MENTAL CLARITY** WAS _____

I **SLEPT** _____ HOURS AND FELT _____

MY **EXERCISE** WAS _____

AND I DID IT FOR _____ MINUTES AND FELT _____

DATE   DAY #

START WEIGHT: NOW WEIGHT: GOAL WEIGHT:

CURRENT MOTIVATIONS: _____

_____

_____

_____

CURRENT SUCCESSES: _____

_____

_____

_____

LEARNING CURVES: _____

_____

_____

_____

NEXT WEEK'S PLAN: _____

_____

_____

_____

DATE   **DAY #**

BREAKFAST   FAT   PRTN   CARB

                                       CALS:

LUNCH   FAT   PRTN   CARB

                                       CALS:

DINNER   FAT   PRTN   CARB

                                       CALS:

SNACKS   FAT   PRTN   CARB

                                       CALS:

NOTES: _____   **TOTALS**
_____   FAT   PRTN   CARB

                                       GOALS
I DRANK _____ WATER   FAT   PRTN   CARB
MY **PEE** WAS _____
I HAD _____ ENERGY
MY **MENTAL CLARITY** WAS _____
I **SLEPT** _____ HOURS AND FELT _____
MY **EXERCISE** WAS _____
AND I DID IT FOR _____ MINUTES AND FELT _____

DATE   DAY #

START WEIGHT: NOW WEIGHT: GOAL WEIGHT:

CURRENT MOTIVATIONS: _____
_____
_____
_____

CURRENT SUCCESSES: _____
_____
_____
_____

LEARNING CURVES: _____
_____
_____
_____

NEXT WEEK'S PLAN: _____
_____
_____
_____

DATE   **DAY #**

BREAKFAST   FAT   PRTN   CARB

                                                  CALS:

LUNCH   FAT   PRTN   CARB

                                                  CALS:

DINNER   FAT   PRTN   CARB

                                                  CALS:

SNACKS   FAT   PRTN   CARB

                                                  CALS:

NOTES: _____   **TOTALS**
_____   FAT   PRTN   CARB

I DRANK _____ WATER   **GOALS**
MY **PEE** WAS _____   FAT   PRTN   CARB
I HAD _____ ENERGY
MY **MENTAL CLARITY** WAS _____
I SLEPT _____ HOURS AND FELT _____
MY **EXERCISE** WAS _____
AND I DID IT FOR _____ MINUTES AND FELT _____

DATE   DAY #

START WEIGHT: NOW WEIGHT: GOAL WEIGHT:

CURRENT MOTIVATIONS: _____

_____

_____

_____

CURRENT SUCCESSES: _____

_____

_____

_____

LEARNING CURVES: _____

_____

_____

_____

NEXT WEEK'S PLAN: _____

_____

_____

_____

DATE   **DAY #**

BREAKFAST   FAT PRTN CARB

CALS:

LUNCH   FAT PRTN CARB

CALS:

DINNER   FAT PRTN CARB

CALS:

SNACKS   FAT PRTN CARB

CALS:

NOTES: _____

_____

TOTALS		
FAT	PRTN	CARB

I DRANK _____ WATER

MY **PEE** WAS _____

I HAD _____ ENERGY

GOALS		
FAT	PRTN	CARB

MY **MENTAL CLARITY** WAS _____

I **SLEPT** _____ HOURS AND FELT _____

MY **EXERCISE** WAS _____

AND I DID IT FOR _____ MINUTES AND FELT _____

DATE   DAY #

START WEIGHT: NOW WEIGHT: GOAL WEIGHT:

CURRENT MOTIVATIONS: _____

_____

_____

_____

CURRENT SUCCESSES: _____

_____

_____

_____

LEARNING CURVES: _____

_____

_____

_____

NEXT WEEK'S PLAN: _____

_____

_____

_____

DATE   **DAY #**

BREAKFAST   FAT   PRTN   CARB

CALS:

LUNCH   FAT   PRTN   CARB

CALS:

DINNER   FAT   PRTN   CARB

CALS:

SNACKS   FAT   PRTN   CARB

CALS:

NOTES: _____

TOTALS

FAT   PRTN   CARB

GOALS

FAT   PRTN   CARB

I DRANK _____ **WATER**

MY **PEE** WAS _____

I HAD _____ **ENERGY**

MY **MENTAL CLARITY** WAS _____

I **SLEPT** _____ HOURS AND FELT _____

MY **EXERCISE** WAS _____

AND I DID IT FOR _____ MINUTES AND FELT _____

DATE   DAY #

START WEIGHT: NOW WEIGHT: GOAL WEIGHT:

CURRENT MOTIVATIONS: _____
_____
_____
_____

CURRENT SUCCESSES: _____
_____
_____
_____

LEARNING CURVES: _____
_____
_____
_____

NEXT WEEK'S PLAN: _____
_____
_____
_____

DATE _____ **DAY #** _____

BREAKFAST

FAT	PRTN	CARB

CALS:

LUNCH

FAT	PRTN	CARB

CALS:

DINNER

FAT	PRTN	CARB

CALS:

SNACKS

FAT	PRTN	CARB

CALS:

NOTES: _____

TOTALS		
FAT	PRTN	CARB

GOALS		
FAT	PRTN	CARB

I DRANK _____ WATER

MY **PEE** WAS _____

I HAD _____ ENERGY

MY **MENTAL CLARITY** WAS _____

I **SLEPT** _____ HOURS AND FELT _____

MY **EXERCISE** WAS _____

AND I DID IT FOR _____ MINUTES AND FELT _____

DATE   DAY #

START WEIGHT: NOW WEIGHT: GOAL WEIGHT:

CURRENT MOTIVATIONS: _____

_____

_____

_____

CURRENT SUCCESSES: _____

_____

_____

_____

LEARNING CURVES: _____

_____

_____

_____

NEXT WEEK'S PLAN: _____

_____

_____

_____

DATE   **DAY #**

BREAKFAST   FAT   PRTN   CARB

CALS:

LUNCH   FAT   PRTN   CARB

CALS:

DINNER   FAT   PRTN   CARB

CALS:

SNACKS   FAT   PRTN   CARB

CALS:

NOTES: _____

TOTALS

FAT   PRTN   CARB

GOALS

FAT   PRTN   CARB

I DRANK _____ WATER

MY **PEE** WAS _____

I HAD _____ ENERGY

MY **MENTAL CLARITY** WAS _____

I SLEPT _____ HOURS AND FELT _____

MY **EXERCISE** WAS _____

AND I DID IT FOR _____ MINUTES AND FELT _____

DATE _____ DAY # _____

START WEIGHT: _____ NOW WEIGHT: _____ GOAL WEIGHT: _____

CURRENT MOTIVATIONS: _____

_____

_____

_____

CURRENT SUCCESSES: _____

_____

_____

_____

LEARNING CURVES: _____

_____

_____

_____

NEXT WEEK'S PLAN: _____

_____

_____

_____

WEEK 8

WEEK BEGINNING: CURRENT WEIGHT:

FAVORITE KETO FOOD?

You're motivating people.

DATE		DAY #	

BREAKFAST

FAT	PRTN	CARB

CALS:

LUNCH

FAT	PRTN	CARB

CALS:

DINNER

FAT	PRTN	CARB

CALS:

SNACKS

FAT	PRTN	CARB

CALS:

NOTES: _____

TOTALS		
FAT	PRTN	CARB

GOALS		
FAT	PRTN	CARB

I DRANK _____ WATER
MY **PEE** WAS _____
I HAD _____ ENERGY
MY **MENTAL CLARITY** WAS _____
I **SLEPT** _____ HOURS AND FELT _____
MY **EXERCISE** WAS _____
AND I DID IT FOR _____ MINUTES AND FELT _____

DATE   DAY #
START WEIGHT: NOW WEIGHT: GOAL WEIGHT:

CURRENT MOTIVATIONS: _____
_____
_____
_____

CURRENT SUCCESSES: _____
_____
_____
_____

LEARNING CURVES: _____
_____
_____
_____

NEXT WEEK'S PLAN: _____
_____
_____
_____

DATE **DAY #**

BREAKFAST

FAT	PRTN	CARB

CALS:

LUNCH

FAT	PRTN	CARB

CALS:

DINNER

FAT	PRTN	CARB

CALS:

SNACKS

FAT	PRTN	CARB

CALS:

NOTES: _____

TOTALS		
FAT	PRTN	CARB

I DRANK _____ WATER

MY **PEE** WAS _____

I HAD _____ ENERGY

GOALS		
FAT	PRTN	CARB

MY **MENTAL CLARITY** WAS _____

I SLEPT _____ HOURS AND FELT _____

MY **EXERCISE** WAS _____

AND I DID IT FOR _____ MINUTES AND FELT _____

DATE _____ DAY # _____

START WEIGHT: _____ NOW WEIGHT: _____ GOAL WEIGHT: _____

CURRENT MOTIVATIONS: _____

_____

_____

_____

CURRENT SUCCESSES: _____

_____

_____

_____

LEARNING CURVES: _____

_____

_____

_____

NEXT WEEK'S PLAN: _____

_____

_____

_____

DATE   **DAY #**

BREAKFAST   FAT   PRTN   CARB

CALS:

LUNCH   FAT   PRTN   CARB

CALS:

DINNER   FAT   PRTN   CARB

CALS:

SNACKS   FAT   PRTN   CARB

CALS:

NOTES: _____

TOTALS		
FAT	PRTN	CARB

GOALS		
FAT	PRTN	CARB

I DRANK _____ WATER

MY **PEE** WAS _____

I HAD _____ ENERGY

MY **MENTAL CLARITY** WAS _____

I **SLEPT** _____ HOURS AND FELT _____

MY **EXERCISE** WAS _____

AND I DID IT FOR _____ MINUTES AND FELT _____

DATE   DAY #

START WEIGHT: NOW WEIGHT: GOAL WEIGHT:

CURRENT MOTIVATIONS: _____

_____

_____

_____

CURRENT SUCCESSES: _____

_____

_____

_____

LEARNING CURVES: _____

_____

_____

_____

NEXT WEEK'S PLAN: _____

_____

_____

_____

DATE		DAY #			

BREAKFAST

FAT	PRTN	CARB

CALS:

LUNCH

FAT	PRTN	CARB

CALS:

DINNER

FAT	PRTN	CARB

CALS:

SNACKS

FAT	PRTN	CARB

CALS:

NOTES: _____

_____

TOTALS

FAT	PRTN	CARB

GOALS

FAT	PRTN	CARB

I DRANK _____ WATER

MY **PEE** WAS _____

I HAD _____ ENERGY

MY **MENTAL CLARITY** WAS _____

I **SLEPT** _____ HOURS AND FELT _____

MY **EXERCISE** WAS _____

AND I DID IT FOR _____ MINUTES AND FELT _____

DATE   DAY #

START WEIGHT: NOW WEIGHT: GOAL WEIGHT:

CURRENT MOTIVATIONS: _____
_____
_____
_____

CURRENT SUCCESSES: _____
_____
_____
_____

LEARNING CURVES: _____
_____
_____
_____

NEXT WEEK'S PLAN: _____
_____
_____
_____

DATE   **DAY #**

BREAKFAST   FAT   PRTN CARB

CALS:

LUNCH   FAT   PRTN CARB

CALS:

DINNER   FAT   PRTN CARB

CALS:

SNACKS   FAT   PRTN CARB

CALS:

NOTES: _____

TOTALS		
FAT	PRTN	CARB

GOALS		
FAT	PRTN	CARB

I DRANK _____ **WATER**

MY **PEE** WAS _____

I HAD _____ **ENERGY**

MY **MENTAL CLARITY** WAS _____

I **SLEPT** _____ HOURS AND FELT _____

MY **EXERCISE** WAS _____

AND I DID IT FOR _____ MINUTES AND FELT _____

DATE _____ DAY # _____

START WEIGHT: _____ NOW WEIGHT: _____ GOAL WEIGHT: _____

CURRENT MOTIVATIONS: _____
_____
_____
_____

CURRENT SUCCESSES: _____
_____
_____
_____

LEARNING CURVES: _____
_____
_____
_____

NEXT WEEK'S PLAN: _____
_____
_____
_____

DATE   **DAY #**

BREAKFAST   FAT   PRTN   CARB

CALS:

LUNCH   FAT   PRTN   CARB

CALS:

DINNER   FAT   PRTN   CARB

CALS:

SNACKS   FAT   PRTN   CARB

CALS:

NOTES: _____

TOTALS

FAT   PRTN   CARB

GOALS

FAT   PRTN   CARB

I DRANK _____ WATER

MY **PEE** WAS _____

I HAD _____ ENERGY

MY **MENTAL CLARITY** WAS _____

I **SLEPT** _____ HOURS AND FELT _____

MY **EXERCISE** WAS _____

AND I DID IT FOR _____ MINUTES AND FELT _____

DATE   **DAY #**

START WEIGHT: **NOW WEIGHT:**   **GOAL WEIGHT:**

CURRENT MOTIVATIONS: _____

_____

_____

_____

CURRENT SUCCESSES: _____

_____

_____

_____

LEARNING CURVES: _____

_____

_____

_____

NEXT WEEK'S PLAN: _____

_____

_____

_____

DATE _____ **DAY #** _____

BREAKFAST

FAT	PRTN	CARB

CALS:

LUNCH

FAT	PRTN	CARB

CALS:

DINNER

FAT	PRTN	CARB

CALS:

SNACKS

FAT	PRTN	CARB

CALS:

NOTES: _____

_____

TOTALS		
FAT	PRTN	CARB

GOALS		
FAT	PRTN	CARB

I DRANK _____ **WATER**

MY **PEE** WAS _____

I HAD _____ **ENERGY**

MY **MENTAL CLARITY** WAS _____

I **SLEPT** _____ HOURS AND FELT _____

MY **EXERCISE** WAS _____

AND I DID IT FOR _____ MINUTES AND FELT _____

DATE   DAY #

START WEIGHT: NOW WEIGHT: GOAL WEIGHT:

CURRENT MOTIVATIONS: _____
_____
_____
_____

CURRENT SUCCESSES: _____
_____
_____
_____

LEARNING CURVES: _____
_____
_____
_____

NEXT WEEK'S PLAN: _____
_____
_____
_____

WEEK 9

You're a natural at this.

DATE   **DAY #**

BREAKFAST   FAT   PRTN   CARB

CALS:

LUNCH   FAT   PRTN   CARB

CALS:

DINNER   FAT   PRTN   CARB

CALS:

SNACKS   FAT   PRTN   CARB

CALS:

NOTES: _____

TOTALS

FAT   PRTN   CARB

GOALS

FAT   PRTN   CARB

I DRANK _____ WATER

MY **PEE** WAS _____

I HAD _____ ENERGY

MY **MENTAL CLARITY** WAS _____

I SLEPT _____ HOURS AND FELT _____

MY **EXERCISE** WAS _____

AND I DID IT FOR _____ MINUTES AND FELT _____

DATE _____ DAY # _____

START WEIGHT: _____ NOW WEIGHT: _____ GOAL WEIGHT: _____

CURRENT MOTIVATIONS: _____
_____
_____
_____

CURRENT SUCCESSES: _____
_____
_____
_____

LEARNING CURVES: _____
_____
_____
_____

NEXT WEEK'S PLAN: _____
_____
_____
_____

DATE   **DAY #**

BREAKFAST   FAT   PRTN   CARB

CALS:

LUNCH   FAT   PRTN   CARB

CALS:

DINNER   FAT   PRTN   CARB

CALS:

SNACKS   FAT   PRTN   CARB

CALS:

NOTES: _____

TOTALS		
FAT	PRTN	CARB

GOALS		
FAT	PRTN	CARB

I DRANK _____ **WATER**
MY **PEE** WAS _____
I HAD _____ **ENERGY**
MY **MENTAL CLARITY** WAS _____
I **SLEPT** _____ HOURS AND FELT _____
MY **EXERCISE** WAS _____
AND I DID IT FOR _____ MINUTES AND FELT _____

DATE   DAY #

START WEIGHT: NOW WEIGHT: GOAL WEIGHT:

CURRENT MOTIVATIONS: _____

_____

_____

_____

CURRENT SUCCESSES: _____

_____

_____

_____

LEARNING CURVES: _____

_____

_____

_____

NEXT WEEK'S PLAN: _____

_____

_____

_____

DATE _____ **DAY #** _____

BREAKFAST

	FAT	PRTN	CARB

CALS:

LUNCH

	FAT	PRTN	CARB

CALS:

DINNER

	FAT	PRTN	CARB

CALS:

SNACKS

	FAT	PRTN	CARB

CALS:

NOTES: _____

_____

TOTALS		
FAT	PRTN	CARB

I DRANK _____ **WATER**

MY **PEE** WAS _____

I HAD _____ **ENERGY**

GOALS		
FAT	PRTN	CARB

MY **MENTAL CLARITY** WAS _____

I **SLEPT** _____ HOURS AND FELT _____

MY **EXERCISE** WAS _____

AND I DID IT FOR _____ MINUTES AND FELT _____

DATE _____ **DAY #** _____

START WEIGHT: _____ **NOW WEIGHT:** _____ **GOAL WEIGHT:** _____

CURRENT MOTIVATIONS: _____
_____
_____
_____

CURRENT SUCCESSES: _____
_____
_____
_____

LEARNING CURVES: _____
_____
_____
_____

NEXT WEEK'S PLAN: _____
_____
_____
_____

DATE   **DAY #**

BREAKFAST   FAT   PRTN   CARB

CALS:

LUNCH   FAT   PRTN   CARB

CALS:

DINNER   FAT   PRTN   CARB

CALS:

SNACKS   FAT   PRTN   CARB

CALS:

NOTES: _____

TOTALS

FAT   PRTN   CARB

I DRANK _____ WATER

MY **PEE** WAS _____

I HAD _____ ENERGY

GOALS

FAT   PRTN   CARB

MY **MENTAL CLARITY** WAS _____

I **SLEPT** _____ HOURS AND FELT _____

MY **EXERCISE** WAS _____

AND I DID IT FOR _____ MINUTES AND FELT _____

DATE   **DAY #**

START WEIGHT: **NOW WEIGHT:**   **GOAL WEIGHT:**

CURRENT MOTIVATIONS: _____

_____

_____

_____

CURRENT SUCCESSES: _____

_____

_____

_____

LEARNING CURVES: _____

_____

_____

_____

NEXT WEEK'S PLAN: _____

_____

_____

_____

DATE		DAY #	

BREAKFAST

FAT	PRTN	CARB

CALS:

LUNCH

FAT	PRTN	CARB

CALS:

DINNER

FAT	PRTN	CARB

CALS:

SNACKS

FAT	PRTN	CARB

CALS:

NOTES: _____
_____

TOTALS		
FAT	PRTN	CARB

I DRANK _____ WATER

MY **PEE** WAS _____

I HAD _____ ENERGY

GOALS		
FAT	PRTN	CARB

MY **MENTAL CLARITY** WAS _____

I **SLEPT** _____ HOURS AND FELT _____

MY **EXERCISE** WAS _____

AND I DID IT FOR _____ MINUTES AND FELT _____

DATE   DAY #

START WEIGHT: NOW WEIGHT: GOAL WEIGHT:

CURRENT MOTIVATIONS: _____
_____
_____
_____

CURRENT SUCCESSES: _____
_____
_____
_____

LEARNING CURVES: _____
_____
_____
_____

NEXT WEEK'S PLAN: _____
_____
_____
_____

DATE   **DAY #**

BREAKFAST   FAT PRTN CARB

                            CALS:

LUNCH   FAT PRTN CARB

                            CALS:

DINNER   FAT PRTN CARB

                            CALS:

SNACKS   FAT PRTN CARB

                            CALS:

NOTES: _____   **TOTALS**
                            FAT PRTN CARB
_____

                            GOALS
I DRANK _____ **WATER**   FAT PRTN CARB
MY **PEE** WAS _____
I HAD _____ **ENERGY**
MY **MENTAL CLARITY** WAS _____
I **SLEPT** ____ HOURS AND FELT _____
MY **EXERCISE** WAS _____
AND I DID IT FOR ____ MINUTES AND FELT _____

DATE   DAY #

START WEIGHT: NOW WEIGHT: GOAL WEIGHT:

CURRENT MOTIVATIONS: _____
_____
_____
_____

CURRENT SUCCESSES: _____
_____
_____
_____

LEARNING CURVES: _____
_____
_____
_____

NEXT WEEK'S PLAN: _____
_____
_____
_____

DATE **DAY #**

BREAKFAST

FAT PRTN CARB

CALS:

LUNCH

FAT PRTN CARB

CALS:

DINNER

FAT PRTN CARB

CALS:

SNACKS

FAT PRTN CARB

CALS:

NOTES: _____

_____

TOTALS		
FAT	PRTN	CARB

GOALS		
FAT	PRTN	CARB

I DRANK _____ WATER

MY **PEE** WAS _____

I HAD _____ ENERGY

MY **MENTAL CLARITY** WAS _____

I **SLEPT** _____ HOURS AND FELT _____

MY **EXERCISE** WAS _____

AND I DID IT FOR _____ MINUTES AND FELT _____

DATE   DAY #

START WEIGHT: NOW WEIGHT: GOAL WEIGHT:

CURRENT MOTIVATIONS: _____

_____

_____

_____

CURRENT SUCCESSES: _____

_____

_____

_____

LEARNING CURVES: _____

_____

_____

_____

NEXT WEEK'S PLAN: _____

_____

_____

_____

WEEK 10

WEEK BEGINNING: CURRENT WEIGHT:

ARE YOU HAVING FUN?

Lets see where you can go
from here!

DATE　　　　　　　　　　　　　　**DAY #**

BREAKFAST　　　　　　　　　　FAT　PRTN　CARB

　　　　　　　　　　　　　　　　CALS:

LUNCH　　　　　　　　　　　　FAT　PRTN　CARB

　　　　　　　　　　　　　　　　CALS:

DINNER　　　　　　　　　　　FAT　PRTN　CARB

　　　　　　　　　　　　　　　　CALS:

SNACKS　　　　　　　　　　　FAT　PRTN　CARB

　　　　　　　　　　　　　　　　CALS:

NOTES: _____

TOTALS

FAT　PRTN　CARB

GOALS

FAT　PRTN　CARB

I DRANK _____ WATER
MY **PEE** WAS _____
I HAD _____ ENERGY
MY **MENTAL CLARITY** WAS _____
I SLEPT _____ HOURS AND FELT _____
MY **EXERCISE** WAS _____
AND I DID IT FOR _____ MINUTES AND FELT _____

DATE   **DAY #**

START WEIGHT: **NOW WEIGHT:**   **GOAL WEIGHT:**

CURRENT MOTIVATIONS: _____
_____
_____
_____

CURRENT SUCCESSES: _____
_____
_____
_____

LEARNING CURVES: _____
_____
_____
_____

NEXT WEEK'S PLAN: _____
_____
_____
_____

DATE		DAY #	

BREAKFAST

FAT	PRTN	CARB

CALS:

LUNCH

FAT	PRTN	CARB

CALS:

DINNER

FAT	PRTN	CARB

CALS:

SNACKS

FAT	PRTN	CARB

CALS:

NOTES: _____

_____

TOTALS		
FAT	PRTN	CARB

GOALS		
FAT	PRTN	CARB

I DRANK _____ WATER

MY **PEE** WAS _____

I HAD _____ ENERGY

MY **MENTAL CLARITY** WAS _____

I **SLEPT** _____ HOURS AND FELT _____

MY **EXERCISE** WAS _____

AND I DID IT FOR _____ MINUTES AND FELT _____

DATE   DAY #

START WEIGHT: NOW WEIGHT: GOAL WEIGHT:

CURRENT MOTIVATIONS: _____
_____
_____
_____

CURRENT SUCCESSES: _____
_____
_____
_____

LEARNING CURVES: _____
_____
_____
_____

NEXT WEEK'S PLAN: _____
_____
_____
_____

DATE		DAY #		

BREAKFAST

	FAT	PRTN	CARB

CALS:

LUNCH

	FAT	PRTN	CARB

CALS:

DINNER

	FAT	PRTN	CARB

CALS:

SNACKS

	FAT	PRTN	CARB

CALS:

NOTES: _____
_____

TOTALS		
FAT	PRTN	CARB

GOALS		
FAT	PRTN	CARB

I DRANK _____ WATER
MY **PEE** WAS _____
I HAD _____ ENERGY

MY **MENTAL CLARITY** WAS _____
I **SLEPT** _____ HOURS AND FELT _____
MY **EXERCISE** WAS _____
AND I DID IT FOR _____ MINUTES AND FELT _____

DATE   **DAY #**

START WEIGHT: **NOW WEIGHT:**   **GOAL WEIGHT:**

CURRENT MOTIVATIONS: _____

_____

_____

_____

CURRENT SUCCESSES: _____

_____

_____

_____

LEARNING CURVES: _____

_____

_____

_____

NEXT WEEK'S PLAN: _____

_____

_____

_____

DATE **DAY #**

BREAKFAST

FAT	PRTN	CARB

CALS:

LUNCH

FAT	PRTN	CARB

CALS:

DINNER

FAT	PRTN	CARB

CALS:

SNACKS

FAT	PRTN	CARB

CALS:

NOTES: _____

_____

TOTALS		
FAT	PRTN	CARB

GOALS		
FAT	PRTN	CARB

I DRANK _____ WATER

MY **PEE** WAS _____

I HAD _____ ENERGY

MY **MENTAL CLARITY** WAS _____

I **SLEPT** _____ HOURS AND FELT _____

MY **EXERCISE** WAS _____

AND I DID IT FOR _____ MINUTES AND FELT _____

DATE _____ DAY # _____

START WEIGHT: _____ NOW WEIGHT: _____ GOAL WEIGHT: _____

CURRENT MOTIVATIONS: _____
_____
_____
_____

CURRENT SUCCESSES: _____
_____
_____
_____

LEARNING CURVES: _____
_____
_____
_____

NEXT WEEK'S PLAN: _____
_____
_____
_____

DATE _____ **DAY #** _____

BREAKFAST

	FAT	PRTN	CARB
CALS:			

LUNCH

	FAT	PRTN	CARB
CALS:			

DINNER

	FAT	PRTN	CARB
CALS:			

SNACKS

	FAT	PRTN	CARB
CALS:			

NOTES: _____

_____

TOTALS		
FAT	PRTN	CARB

GOALS		
FAT	PRTN	CARB

I DRANK _____ WATER

MY **PEE** WAS _____

I HAD _____ ENERGY

MY **MENTAL CLARITY** WAS _____

I **SLEPT** _____ HOURS AND FELT _____

MY **EXERCISE** WAS _____

AND I DID IT FOR _____ MINUTES AND FELT _____

DATE _____ DAY # _____

START WEIGHT: _____ NOW WEIGHT: _____ GOAL WEIGHT: _____

CURRENT MOTIVATIONS: _____
_____
_____
_____

CURRENT SUCCESSES: _____
_____
_____
_____

LEARNING CURVES: _____
_____
_____
_____

NEXT WEEK'S PLAN: _____
_____
_____
_____

DATE _____ **DAY #** _____

BREAKFAST | FAT | PRTN | CARB

CALS:

LUNCH | FAT | PRTN | CARB

CALS:

DINNER | FAT | PRTN | CARB

CALS:

SNACKS | FAT | PRTN | CARB

CALS:

NOTES: _____

_____

TOTALS
FAT | PRTN | CARB

GOALS
FAT | PRTN | CARB

I DRANK _____ **WATER**

MY **PEE** WAS _____

I HAD _____ **ENERGY**

MY **MENTAL CLARITY** WAS _____

I **SLEPT** _____ HOURS AND FELT _____

MY **EXERCISE** WAS _____

AND I DID IT FOR _____ **MINUTES** AND FELT _____

DATE   DAY #

START WEIGHT: NOW WEIGHT: GOAL WEIGHT:

CURRENT MOTIVATIONS: _____

_____
_____
_____

CURRENT SUCCESSES: _____

_____
_____
_____

LEARNING CURVES: _____

_____
_____
_____

NEXT WEEK'S PLAN: _____

_____
_____
_____

DATE **DAY #**

BREAKFAST

FAT	PRTN	CARB

CALS:

LUNCH

FAT	PRTN	CARB

CALS:

DINNER

FAT	PRTN	CARB

CALS:

SNACKS

FAT	PRTN	CARB

CALS:

NOTES: _____

_____

TOTALS		
FAT	PRTN	CARB

GOALS		
FAT	PRTN	CARB

I DRANK _____ WATER
MY **PEE** WAS _____
I HAD _____ ENERGY
MY **MENTAL CLARITY** WAS _____
I SLEPT _____ HOURS AND FELT _____
MY **EXERCISE** WAS _____
AND I DID IT FOR _____ MINUTES AND FELT _____

DATE   DAY #

START WEIGHT: NOW WEIGHT: GOAL WEIGHT:

CURRENT MOTIVATIONS: _____

_____

_____

_____

CURRENT SUCCESSES: _____

_____

_____

_____

LEARNING CURVES: _____

_____

_____

_____

NEXT WEEK'S PLAN: _____

_____

_____

_____

WEEK 11

Butter looks great on you!

DATE **DAY #**

BREAKFAST

FAT   PRTN   CARB

CALS:

LUNCH

FAT   PRTN   CARB

CALS:

DINNER

FAT   PRTN   CARB

CALS:

SNACKS

FAT   PRTN   CARB

CALS:

NOTES: _____

_____

TOTALS		
FAT	PRTN	CARB

GOALS		
FAT	PRTN	CARB

I DRANK _____ WATER

MY **PEE** WAS _____

I HAD _____ ENERGY

MY **MENTAL CLARITY** WAS _____

I **SLEPT** _____ HOURS AND FELT _____

MY **EXERCISE** WAS _____

AND I DID IT FOR _____ MINUTES AND FELT _____

DATE   DAY #

START WEIGHT: NOW WEIGHT: GOAL WEIGHT:

CURRENT MOTIVATIONS: _____

_____

_____

_____

CURRENT SUCCESSES: _____

_____

_____

_____

LEARNING CURVES: _____

_____

_____

_____

NEXT WEEK'S PLAN: _____

_____

_____

_____

DATE   **DAY #**

BREAKFAST   FAT   PRTN   CARB

                                  CALS:

LUNCH   FAT   PRTN   CARB

                                  CALS:

DINNER   FAT   PRTN   CARB

                                  CALS:

SNACKS   FAT   PRTN   CARB

                                  CALS:

NOTES: _____   **TOTALS**
                                  FAT   PRTN   CARB
_____

                                  GOALS
I DRANK _____ **WATER**   FAT   PRTN   CARB
MY **PEE** WAS _____
I HAD _____ **ENERGY**
MY **MENTAL CLARITY** WAS _____
I **SLEPT** _____ HOURS AND FELT _____
MY **EXERCISE** WAS _____
AND I DID IT FOR _____ MINUTES AND FELT _____

DATE _____ DAY # _____

START WEIGHT: _____ NOW WEIGHT: _____ GOAL WEIGHT: _____

CURRENT MOTIVATIONS: _____

_____

_____

_____

CURRENT SUCCESSES: _____

_____

_____

_____

LEARNING CURVES: _____

_____

_____

_____

NEXT WEEK'S PLAN: _____

_____

_____

_____

DATE **DAY #**

BREAKFAST

FAT	PRTN	CARB

CALS:

LUNCH

FAT	PRTN	CARB

CALS:

DINNER

FAT	PRTN	CARB

CALS:

SNACKS

FAT	PRTN	CARB

CALS:

NOTES: _____

TOTALS		
FAT	PRTN	CARB

I DRANK _____ WATER

MY **PEE** WAS _____

I HAD _____ ENERGY

GOALS		
FAT	PRTN	CARB

MY **MENTAL CLARITY** WAS _____

I **SLEPT** _____ HOURS AND FELT _____

MY **EXERCISE** WAS _____

AND I DID IT FOR _____ MINUTES AND FELT _____

DATE _____ DAY # _____

START WEIGHT: _____ NOW WEIGHT: _____ GOAL WEIGHT: _____

CURRENT MOTIVATIONS: _____

_____

_____

_____

CURRENT SUCCESSES: _____

_____

_____

_____

LEARNING CURVES: _____

_____

_____

_____

NEXT WEEK'S PLAN: _____

_____

_____

_____

DATE   **DAY #**

BREAKFAST

FAT	PRTN	CARB

CALS:

LUNCH

FAT	PRTN	CARB

CALS:

DINNER

FAT	PRTN	CARB

CALS:

SNACKS

FAT	PRTN	CARB

CALS:

NOTES: _____

TOTALS		
FAT	PRTN	CARB

GOALS		
FAT	PRTN	CARB

I DRANK _____ **WATER**

MY **PEE** WAS _____

I HAD _____ **ENERGY**

MY **MENTAL CLARITY** WAS _____

I **SLEPT** _____ HOURS AND FELT _____

MY **EXERCISE** WAS _____

AND I DID IT FOR _____ MINUTES AND FELT _____

DATE   DAY #

START WEIGHT: NOW WEIGHT: GOAL WEIGHT:

CURRENT MOTIVATIONS: _____

_____

_____

_____

CURRENT SUCCESSES: _____

_____

_____

_____

LEARNING CURVES: _____

_____

_____

_____

NEXT WEEK'S PLAN: _____

_____

_____

_____

DATE   **DAY #**

BREAKFAST   FAT   PRTN   CARB

CALS:

LUNCH   FAT   PRTN   CARB

CALS:

DINNER   FAT   PRTN   CARB

CALS:

SNACKS   FAT   PRTN   CARB

CALS:

NOTES: _____

_____

TOTALS
FAT   PRTN   CARB

I DRANK _____ WATER

MY **PEE** WAS _____

I HAD _____ ENERGY

GOALS
FAT   PRTN   CARB

MY **MENTAL CLARITY** WAS _____

I SLEPT _____ HOURS AND FELT _____

MY **EXERCISE** WAS _____

AND I DID IT FOR _____ MINUTES AND FELT _____

DATE   **DAY #**

START WEIGHT: **NOW WEIGHT:**   **GOAL WEIGHT:**

CURRENT MOTIVATIONS: _____

_____

_____

_____

CURRENT SUCCESSES: _____

_____

_____

_____

LEARNING CURVES: _____

_____

_____

_____

NEXT WEEK'S PLAN: _____

_____

_____

_____

DATE		DAY #	

BREAKFAST

	FAT	PRTN	CARB

CALS:

LUNCH

	FAT	PRTN	CARB

CALS:

DINNER

	FAT	PRTN	CARB

CALS:

SNACKS

	FAT	PRTN	CARB

CALS:

NOTES: _____

_____

TOTALS		
FAT	PRTN	CARB

GOALS		
FAT	PRTN	CARB

I DRANK _____ WATER

MY **PEE** WAS _____

I HAD _____ ENERGY

MY **MENTAL CLARITY** WAS _____

I **SLEPT** _____ HOURS AND FELT _____

MY **EXERCISE** WAS _____

AND I DID IT FOR _____ MINUTES AND FELT _____

DATE _____ DAY # _____

START WEIGHT: _____ NOW WEIGHT: _____ GOAL WEIGHT: _____

CURRENT MOTIVATIONS: _____
_____
_____
_____

CURRENT SUCCESSES: _____
_____
_____
_____

LEARNING CURVES: _____
_____
_____
_____

NEXT WEEK'S PLAN: _____
_____
_____
_____

DATE   **DAY #**

BREAKFAST   FAT PRTN CARB

                                       CALS:

LUNCH   FAT PRTN CARB

                                       CALS:

DINNER   FAT PRTN CARB

                                       CALS:

SNACKS   FAT PRTN CARB

                                       CALS:

NOTES: _____

_____

TOTALS		
FAT	PRTN	CARB

I DRANK _____ **WATER**

MY **PEE** WAS _____

I HAD _____ **ENERGY**

GOALS		
FAT	PRTN	CARB

MY **MENTAL CLARITY** WAS _____

I **SLEEP** _____ HOURS AND FELT _____

MY **EXERCISE** WAS _____

AND I DID IT FOR _____ MINUTES AND FELT _____

DATE   DAY #

START WEIGHT: NOW WEIGHT: GOAL WEIGHT:

CURRENT MOTIVATIONS: _____
_____
_____
_____

CURRENT SUCCESSES: _____
_____
_____
_____

LEARNING CURVES: _____
_____
_____
_____

NEXT WEEK'S PLAN: _____
_____
_____
_____

WEEK 12

Congrats, you're fat adapted!

DATE _____ **DAY #** _____

BREAKFAST

FAT PRTN CARB

CALS:

LUNCH

FAT PRTN CARB

CALS:

DINNER

FAT PRTN CARB

CALS:

SNACKS

FAT PRTN CARB

CALS:

NOTES: _____

_____

TOTALS		
FAT	PRTN	CARB

I DRANK _____ **WATER**

MY **PEE** WAS _____

I HAD _____ **ENERGY**

GOALS		
FAT	PRTN	CARB

MY **MENTAL CLARITY** WAS _____

I SLEPT _____ HOURS AND FELT _____

MY **EXERCISE** WAS _____

AND I DID IT FOR _____ MINUTES AND FELT _____

DATE _____ DAY # _____

START WEIGHT: _____ NOW WEIGHT: _____ GOAL WEIGHT: _____

CURRENT MOTIVATIONS: _____
_____
_____
_____

CURRENT SUCCESSES: _____
_____
_____
_____

LEARNING CURVES: _____
_____
_____
_____

NEXT WEEK'S PLAN: _____
_____
_____
_____

DATE _____ **DAY #** _____

BREAKFAST

	FAT	PRTN	CARB

CALS:

LUNCH

	FAT	PRTN	CARB

CALS:

DINNER

	FAT	PRTN	CARB

CALS:

SNACKS

	FAT	PRTN	CARB

CALS:

NOTES: _____
_____

TOTALS		
FAT	PRTN	CARB

GOALS		
FAT	PRTN	CARB

I DRANK _____ **WATER**
MY **PEE** WAS _____
I HAD _____ **ENERGY**
MY **MENTAL CLARITY** WAS _____
I **SLEPT** _____ HOURS AND FELT _____
MY **EXERCISE** WAS _____
AND I DID IT FOR _____ MINUTES AND FELT _____

DATE   **DAY #**

START WEIGHT: **NOW WEIGHT:**   **GOAL WEIGHT:**

CURRENT MOTIVATIONS: _____

_____

_____

_____

CURRENT SUCCESSES: _____

_____

_____

_____

LEARNING CURVES: _____

_____

_____

_____

NEXT WEEK'S PLAN: _____

_____

_____

_____

DATE   **DAY #**

BREAKFAST

FAT	PRTN	CARB

CALS:

LUNCH

FAT	PRTN	CARB

CALS:

DINNER

FAT	PRTN	CARB

CALS:

SNACKS

FAT	PRTN	CARB

CALS:

NOTES: _____

TOTALS		
FAT	PRTN	CARB

GOALS		
FAT	PRTN	CARB

I DRANK _____ WATER

MY **PEE** WAS _____

I HAD _____ ENERGY

MY **MENTAL CLARITY** WAS _____

I SLEPT _____ HOURS AND FELT _____

MY **EXERCISE** WAS _____

AND I DID IT FOR _____ MINUTES AND FELT _____

DATE _____ **DAY #** _____

START WEIGHT: _____ **NOW WEIGHT:** _____ **GOAL WEIGHT:** _____

CURRENT MOTIVATIONS: _____
_____
_____
_____

CURRENT SUCCESSES: _____
_____
_____
_____

LEARNING CURVES: _____
_____
_____
_____

NEXT WEEK'S PLAN: _____
_____
_____
_____

DATE   **DAY #**

BREAKFAST   FAT   PRTN   CARB

CALS:

LUNCH   FAT   PRTN   CARB

CALS:

DINNER   FAT   PRTN   CARB

CALS:

SNACKS   FAT   PRTN   CARB

CALS:

NOTES: _____

TOTALS		
FAT	PRTN	CARB

GOALS		
FAT	PRTN	CARB

I DRANK _____ **WATER**

MY **PEE** WAS _____

I HAD _____ **ENERGY**

MY **MENTAL CLARITY** WAS _____

I SLEPT _____ HOURS AND FELT _____

MY **EXERCISE** WAS _____

AND I DID IT FOR _____ MINUTES AND FELT _____

DATE   DAY #

START WEIGHT: NOW WEIGHT: GOAL WEIGHT:

CURRENT MOTIVATIONS: _____
_____
_____
_____

CURRENT SUCCESSES: _____
_____
_____
_____

LEARNING CURVES: _____
_____
_____
_____

NEXT WEEK'S PLAN: _____
_____
_____
_____

DATE   **DAY #**

BREAKFAST

FAT	PRTN	CARB

CALS:

LUNCH

FAT	PRTN	CARB

CALS:

DINNER

FAT	PRTN	CARB

CALS:

SNACKS

FAT	PRTN	CARB

CALS:

NOTES: _____

_____

TOTALS		
FAT	PRTN	CARB

GOALS		
FAT	PRTN	CARB

I DRANK _____ **WATER**

MY **PEE** WAS _____

I HAD _____ **ENERGY**

MY **MENTAL CLARITY** WAS _____

I **SLEPT** _____ HOURS AND FELT _____

MY **EXERCISE** WAS _____

AND I DID IT FOR _____ MINUTES AND FELT _____

DATE   DAY #

START WEIGHT: NOW WEIGHT: GOAL WEIGHT:

CURRENT MOTIVATIONS: _____
_____
_____
_____

CURRENT SUCCESSES: _____
_____
_____
_____

LEARNING CURVES: _____
_____
_____
_____

NEXT WEEK'S PLAN: _____
_____
_____
_____

DATE   **DAY #**

BREAKFAST   FAT   PRTN CARB

                                        CALS:

LUNCH   FAT   PRTN CARB

                                        CALS:

DINNER   FAT   PRTN CARB

                                        CALS:

SNACKS   FAT   PRTN CARB

                                        CALS:

NOTES: _____   **TOTALS**
                                   FAT   PRTN CARB
_____

                                   GOALS
I DRANK _____ **WATER** FAT   PRTN CARB
MY **PEE** WAS _____
I HAD _____ **ENERGY**
MY **MENTAL CLARITY** WAS _____
I **SLEPT** _____ HOURS AND FELT _____
MY **EXERCISE** WAS _____
AND I DID IT FOR _____ MINUTES AND FELT _____

DATE _____ DAY # _____

START WEIGHT: _____ NOW WEIGHT: _____ GOAL WEIGHT: _____

CURRENT MOTIVATIONS: _____

_____

_____

_____

CURRENT SUCCESSES: _____

_____

_____

_____

LEARNING CURVES: _____

_____

_____

_____

NEXT WEEK'S PLAN: _____

_____

_____

_____

DATE _____ **DAY #** _____

BREAKFAST

	FAT	PRTN	CARB

CALS:

LUNCH

	FAT	PRTN	CARB

CALS:

DINNER

	FAT	PRTN	CARB

CALS:

SNACKS

	FAT	PRTN	CARB

CALS:

NOTES: _____

TOTALS		
FAT	PRTN	CARB

GOALS		
FAT	PRTN	CARB

I DRANK _____ WATER
MY **PEE** WAS _____
I HAD _____ ENERGY
MY **MENTAL CLARITY** WAS _____
I SLEPT _____ HOURS AND FELT _____
MY **EXERCISE** WAS _____
AND I DID IT FOR _____ MINUTES AND FELT _____

DATE _____ DAY # _____

START WEIGHT: _____ NOW WEIGHT: _____ GOAL WEIGHT: _____

CURRENT MOTIVATIONS: _____
_____
_____
_____

CURRENT SUCCESSES: _____
_____
_____
_____

LEARNING CURVES: _____
_____
_____
_____

NEXT WEEK'S PLAN: _____
_____
_____
_____

Made in United States
Orlando, FL
19 February 2022

14974821R00108